BEI GRIN MACHT SICH IHR WISSEN BEZAHLT

AF144293

- Wir veröffentlichen Ihre Hausarbeit, Bachelor- und Masterarbeit

- Ihr eigenes eBook und Buch - weltweit in allen wichtigen Shops

- Verdienen Sie an jedem Verkauf

Jetzt bei www.GRIN.com hochladen und kostenlos publizieren

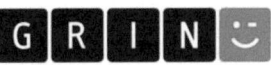

Darstellung des Clinical Reasoning Prozesses. Prozedurales und konditionales Reasoning

EIn Fallbesipiel

Neele Schwiethal

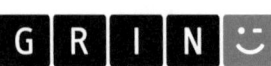

Bibliografische Information der Deutschen Nationalbibliothek:

Die Deutsche Nationalbibliothek verzeichnet diese Publikation in der Deutschen Nationalbibliografie; detaillierte bibliografische Daten sind im Internet über http://dnb.d-nb.de abrufbar.

ISBN: 9783346275561
Dieses Buch ist auch als E-Book erhältlich.

© GRIN Publishing GmbH
Nymphenburger Straße 86
80636 München

Druck und Bindung: Books on Demand GmbH, Norderstedt Germany
Gedruckt auf säurefreiem Papier aus verantwortungsvollen Quellen

Das vorliegende Werk wurde sorgfältig erarbeitet. Dennoch übernehmen Autoren und Verlag für die Richtigkeit von Angaben, Hinweisen, Links und Ratschlägen sowie eventuelle Druckfehler keine Haftung.

Das Buch bei GRIN: https://www.grin.com/document/943202

Fachbereich Gesundheit & Soziales

Physiotherapie - Angewandte Therapiewissenschaften (B. Sc.)

Studienort: Hamburg

Darstellung des Clinical Reasoning Prozesses anhand eines Fallbeispiels

M4 / Clinical Reasoning

Neele Schwiethal

Inhaltsverzeichnis

Zusammenfassung

Die vorliegende Arbeit beschäftigt sich mit dem Prozess des Clinical Reasonings in der Physiotherapie. Dabei geschieht die Hinführung zu dem Thema zunächst über die Definition der wichtigsten Begrifflichkeiten. Dies beinhaltet unter anderem die Definition des Clinical Reasonings und die Definitionen der, für den Prozess wichtigen, Begriffe der Kognition und Metakognition. Nach dem Einstieg in die durchaus sinnvolle aber, während und auch nach der Ausbildung zum staatlich anerkannten Physiotherapeuten, wenig behandelten Thematik des Clinical Reasonings wird das Fallbeispiel eines Klienten mit einem Gesundheitsproblem im Bereich der Lendenwirbelsäule (LWS) erläutert. Die Darstellung des klinischen Falls dient der Heranführung an die Anwendung des Clinical Reasonings in der Praxis. Die Darstellung des Fallbeispiels geschieht über das bio-psycho-soziale Modell der Internationalen Klassifikation der Funktionsfähigkeit, Behinderung und Gesundheit (ICF), um einen prägnanten Überblick über den Klienten und sein Gesundheitsproblem zu erreichen. Um das praktische Vorgehen und den ablaufenden Prozess zu beschreiben, werden zunächst die beiden Clinical Reasoning Formen Prozedurales Reasoning und Konditionales Reasoning genau wie das hypothetisch-deduktive Verfahren und das Verfahren der Mustererkennung erklärt. Das Prozedurale Reasoning orientiert sich an dem Scientific Reasoning und ist stark von der Bildung einer Hypothese geprägt. Die Hypothese soll mit Hilfe des hypothetisch-deduktiven Verfahrens bei Berufsanfängern und mit der Mustererkennung bei erfahrenen Therapeuten gebildet werden. Sie basiert auf den Erkenntnissen der Befundaufnahme und Anamnese und wird im Laufe des Prozesses immer wieder überprüft und gegebenenfalls geändert. Das Konditionale Reasoning berücksichtigt Zukunftsvisionen und fordert von Klient und Therapeut das Formulieren und Verfolgen von Konditionen, die den Therapie- und Heilungsverlauf positiv beeinflussen sollen. Alle Clinical Reasoning Formen lassen zu, dass der Therapeut strukturiert und nach einem Modell arbeitet. Ein großer Vorteil bei dem Arbeiten mit den Reasoning Formen ist die anschließende Reflektion des Prozesses durch den Therapeuten. Aus den Reflektionen ergeben sich wichtige persönliche Entwicklungsschritte bezogen auf die Therapie. Mit ihren Inhalten soll die Arbeit einen Einblick in zwei verschiedene Clinical Reasoning Formen geben und die Sinnhaftigkeit des Themas beleuchten.

Schlagwörter: Clinical Reasoning, Prozess, Prozedurales Reasoning, Konditionales Reasoning, Kognition, Metakognition, Physiotherapie, ICF

Abkürzungsverzeichnis

ADL	Activities of Daily Life, Aktivitäten des täglichen Lebens
HR	Heiße Rolle, Teil einer Heilmittelverordnung
ICF	bio-psycho-soziale Klassifikation der Funktionsfähigkeit, Behinderung und Gesundheit
ICD -10	International Classification of Diseases, Internationale Klassifikation von Krankheiten
KG	Krankengymnastik
LWS	Lendenwirbelsäule
MTT	Medizinische Trainingstherapie
NRS	Numeric Rating Scale, Instrument zur Einschätzung des Schmerzgrades
PhysTh-APrV	Ausbildungs- und Prüfungsverordnung für Physiotherapeuten
S1	Sakralwirbel eins
TLÜ	Thorakolumbaler Übergang
WHO	World Health Organization, Weltgesundheitsorganisation
WS	Wirbelsäule

1 Einleitung

In der Arbeit als Physiotherapeut finden vor allem innerhalb des Arbeitsplatz-Settings berufsbezogene unwillkürliche und willkürliche Denkprozesse statt. Die Denkprozesse spielen sich vor, während und nach der Behandlung des Klienten ab und haben das Ziel, das Gesundheitsproblem des Klienten zu verstehen, zu interpretieren und eine folglich adäquate Intervention und Handlung durchzuführen. Dass diese Denkprozesse von jedem Physiotherapeuten als Prozesse des Clinical Reasonings betitelt und dementsprechend geleitet werden, ist als bisher unwahrscheinlich anzunehmen, da in der veralteten Ausbildungs- und Prüfungsverordnung für Physiotherapeuten (PhysTh-APrV) von 1994 in keinster Weise beschrieben steht, dass Clinical Reasoning als solches Bestandteil der Ausbildung zum staatlich anerkannten Physiotherapeuten ist. Die vorliegende Arbeit soll einen Beitrag zu der Erkennung der Relevanz der bewussten Anwendung des Clinical Reasonings leisten. Zunächst werden die wichtigsten Begrifflichkeiten des Clinical Reasonings erklärt, um die Thematik Clinical Reasoning begrifflich nachvollziehen zu können. Anhand der Erläuterung eines klinischen Falls aus der Physiotherapie werden zwei verschiedene Clinical Reasoning Formen näher betrachtet und auf dieses bezogen. Dabei steht vor allem der Ablauf des Clinical Reasoning Prozess an sich mit den gewählten Strategien und Methoden im Vordergrund. Um den Mehrwert und die Relevanz des bewussten klinischen Überlegen und Begründen erkennen zu können, wird der stattgefundene Prozess im Anschluss reflektiert und diskutiert.

2 Begrifflichkeiten des Clinical Reasonings

Im Folgenden wird der Begriff des Clinical Reasonings zum weiteren Verständnis definiert und mit dem Begriff des Wissens verknüpft. Zudem werden die zwei weiteren wichtigen Basiselemente des Prozesses der Entscheidungsfindung – Kognition und Metakognition – definiert und erklärt, um einen prägnanten Einblick in die Begrifflichkeiten des Clinical Reasonings zu erlangen und die Bedeutung der Elemente für den Prozess herauszustellen.

2.1 Definition Clinical Reasoning

Wörtlich aus dem Englischen in das Deutsche übersetzt bedeutet „Clinical" klinisch und „Reasoning" so viel wie Begründung, Argumentation oder aber auch Denken. Bezogen auf das therapeutische Arbeiten lässt sich die Definition von Jones (1997) zitiert durch Bauer, Meyer und Schomacher (2005) zu Rate ziehen:

„Unter Clinical Reasoning sind die Denkvorgänge und die Entscheidungsfindungen des Therapeuten während der Untersuchung und Behandlung eines Patienten zu verstehen."

Bei dieser sehr kurzen aber zunächst treffenden Definition stellt sich die Frage ob Clinical Reasoning nicht deutlich mehr umfasst als die Denkvorgänge und Entscheidungsfindungen des Therapeuten alleine. Clinical Reasoning sollte vielmehr als Prozess angesehen werden, bei dem alle Faktoren, die die Behandlung beeinflussen, bedacht werden müssen. So spielt z.b. auch die Interaktion mit dem Klienten und seinen Angehörigen eine nicht unerhebliche Rolle im Clinical Reasoning Prozess (vgl. Klemme, Siegmann, Köster, Kruse, Kunze, 2006, S. 21). Das bisher angeeignete Wissen des Therapeuten dient bei dem Durchlaufen des Prozesses als Fundament und Stütze. Das Wissen muss angewendet werden, um das Gesundheitsproblem des Klienten zu erfassen und zu identifizieren. Die Einordnung des Wissens, sprich das Erkennen, woher die gewonnenen Erkenntnisse stammen, ist hierbei genau so wichtig wie das Hinterfragen, ob der aktuelle Wissensstand ausreichend für eine adäquate Behandlung ist oder ob weitere Expertisen hinzugezogen werden müssen. Therapeuten, die Clinical Reasoning Prozesse durchlaufen, verfügen also über ein großes Maß an verschiedenen Handlungskompetenzen, wie die Fachkompetenz, Methodenkompetenz, Sozialkompetenz und Personalkompetenz (vgl. Klemme et al., 2006, S.18).

2.2 Definition Kognition

Neben dem persönlichen und disziplinspezifischen Wissen ist die Kognition ein weiteres Basiselement des Prozesses der therapeutischen Entscheidungsfindung. Kognition lässt sich als Denkprozess und Einsicht umschreiben (vgl. Hüter-Becker, Hölken, Bacha, Cabri, Fründ, Hengeveld, Kirchner, Tampin, Trinkle, 2005, S.9). Laut dem Duden stammt das Wort Kognition aus dem Lateinischen cognitio, was übersetzt Erkennen oder Kennenlernen heißt. Sinngemäß bedeutet Kognition also die Gesamtheit aller Prozesse, die mit dem Wahrnehmen und Erkennen zusammenhängen. Eine ausgeprägte Kognition ermöglicht somit das Aufnehmen von Informationen, das anschließende zielgerichtete Entwickeln von Hypothesen und das Schlussfolgern, inwiefern die aufgenommenen und entwickelten Daten einen Mehrwert für das Handeln haben und ob diese richtig interpretiert wurden. Die informationsverarbeitenden Prozesse laufen hierbei sowohl willkürlich als auch unwillkürlich ab. Zwischen dem Wissen und der Kognition herrscht eine wichtige Wechselwirkung. Laut der Lehrveranstaltung in dem Kurs Clinical

Reasoning an der HS Fresenius in Hamburg ist die sinnvolle Verknüpfung der kognitiven Fähigkeiten mit dem vorhandenen, disziplinspezifischen Wissen notwendig, um den Prozess der Entscheidungsfindung erfolgreich ablaufen zu lassen. Hierbei sei vor allem die mentale Organisation ein entscheidender Faktor.

2.3 Definition Metakognition

Laut Klemme et al. (2006) lässt sich die Metakognition als das „Denken über das Denken" bezeichnen - das eigene Denken wird hierbei also bewusst wahrgenommen und interpretiert. Metakognition ermöglicht vor allem die Fähigkeit zur Problemlösung, indem ausführliche Denkprozesse basierend auf dem fachspezifischen Wissen und der Kognition stattfinden. Ein wichtiger Teil der Metakognition ist die eigene Reflexion. Nur wer sich als Therapeut in dem Prozess der Entscheidungsfindung, sprich im Prozess des Clinical Reasonings hinterfragt und reflektiert, erzielt eine effektive Wissenserweiterung.

3 Klinischer Fall

Im Folgenden wird das Fallbeispiel des 58 Jahre alten männlichen Klienten Herrn K. mit der ärztlichen Diagnose Lumbago vorgestellt und näher erläutert. Für einen zunächst kurzen Überblick über das Gesundheitsproblem wird der klinische Fall in das ICF-Modell eingegliedert. Das Modell wurde im Jahre 2001 von der Weltgesundheitsorganisation (WHO) anerkannt. Es verfolgt hauptsächlich das Ziel einer gemeinsamen Sprache für alle Professionen, die an der Behandlung des jeweiligen, gesundheitlich beeinträchtigten, Klienten beteiligt sind (vgl. M. Schuntermann, 2001, S. 229). Somit gibt das ICF-Modell den Therapeuten die Chance, die Ergebnisse aus Anamnese und Befundaufnahme in ein einheitliches Modell einzupflegen. Die Ergebnisse lassen sich in die Struktur- und Funktionsebene, Aktivitätsebene und in die Partizipationsebene eingliedern. Zudem werden personenbezogene und umweltorientierte Kontextfaktoren mit ihren Förder- und Barrierefaktoren berücksichtigt, um die ganzheitliche Sicht auf den Klienten zu gewährleisten. So wird ein schneller und informativer Überblick über das Gesundheitsproblem des Klienten durch das ICF-Modell ermöglicht. Die Anamnese, Befundaufnahme und die anschließenden Behandlungen wurden durch ausschließlich eine Physiotherapeutin in einem Reha-Zentrum in Hamburg durchgeführt.

Personenbezogene Daten männlicher Klient Herr K., 58 Jahre alt, lebt alleine, eine Tochter, von Beruf Optiker, Hobbies: Lesen, Theater, Konzerte

Gesundheitsproblem Diagnose auf dem Rezept: Lumbago

3

Struktur- und Funktionsebene

Struktur: LWS, m. quadratus lumborum Hypertonus rechts mehr als links, m. piriformis Hypertonus rechts mehr als links

Funktion: dauerhaft Schmerzen rechts paravertebral im Bereich der LWS (NRS 4/10) Schmerzen werden mehr bei Rotation nach rechts und Lateralflexion nach rechts sowie bei Flexion der Wirbelsäule (WS) (NRS 7/10), Schober-Zeichen: 2cm bei Flexion (3cm zu wenig zur Norm), Verkürzungstest für Ischiocrurale Mm. 2 und für m. iliopsoas 2 beidseits

Aktivitätsebene Socken anziehen, bücken, Schuhe anziehen, langes Sitzen im Büro, untere Schubladen öffnen, langes Autofahren

Partizipationsebene normales Arbeiten nicht möglich, Theaterbesuch mit der Tochter nicht möglich

Personenbezogene Einflussfaktoren

Förderfaktoren: Eigenmotivation, Schmerzmittel, MTT Vertrag im Reha-Zentrum

Barrierefaktoren: Alter, Zeitmangel

Umweltorientierte Einflussfaktoren

Förderfaktoren: Reha-Arzt, Physiotherapie

Barrierefaktoren: Zeitlich bedingter Stress auf der Arbeit

Der Erstkontakt mit dem 58 Jahre alten Klienten Herrn K. fand im Januar 2018 nach Überweisung des Arztes mit einer Heilmittelverordnung über sechs Mal Krankengymnastik (KG) und Heiße Rolle (HR), was einer Behandlungszeit von 30 Minuten entspricht, statt. Der erste Kontakt diente dem Erstgespräch und der Befundaufnahme. Während der Anamnese gab der Patient an, sich in der vorherigen Woche während der Durchführung von Hausarbeiten „verhoben" zu haben. Danach suchte er einen Facharzt für physikalische und rehabilitative Medizin auf, welcher ihm zunächst die Diagnose „Lumbago" stellte. Per Definitionem nach dem ICD-10 Schlüssel bedeutet Lumbago akuter Lendenschmerz durch Überlastung in der Lendengegend. Die Diagnose trifft nach Beurteilung der physiotherapeutischen Anamnese und Befundaufnahme zu. Der Klient leidet unter Schmerzen in dem rechten, paravertebralen Bereich der Lendenwirbelsäule, die seit weniger als drei Monaten bestehen. Die Schmerzen sind dauerhaft vorhanden und haben nach der numerischen Rating-Skala eine Intensität von NRS 4/10. Herr K. gab an, bei Bedarf Schmerzmittel zu sich zu nehmen. Zur weiteren Diagnostik sind keine bildgebenden Verfahren, wie z.B. ein MRT oder eine Röntgen Untersuchung durchgeführt worden. Als Aktivitätseinschränkungen, die mit dem Auftreten des Gesundheitsproblems einhergehen, nannte der Patient Aktivitäten des täglichen Lebens (ADL), wie das Anziehen von Socken und Schuhen, das Bücken und Autofahren sowie Einschränkungen bei der Arbeit, wobei hier vor allem das lange Sitzen auf dem Bürostuhl und das Öffnen der unteren Schubladen zu erwähnen ist. Überträgt man dies auf die Partizipationsebene, so ist adäquates Arbeiten als Optiker nicht möglich. Insgesamt gehen die Aussagen über die eingeschränkte Aktivität mit den Ergebnissen der später erfolgten Funktionsuntersuchung konform. Hierbei zeigte sich unter anderem, dass der Schmerz bei der Flexion der WS intensiver wurde. Auf die weiteren Ergebnisse der Funktionsuntersuchung wird im Verlauf des Abschnitts tiefer eingegangen. Als Hobbies erwähnte der Klient Lesen sowie Theater- und Konzertbesuche, wobei Herr K. auch hier durch das schmerzhafte, lange Sitzen eingeschränkt ist und zum Zeitpunkt des Erstkontakts bereits einen Theaterbesuch mit seiner Tochter absagen musste. Dies entspricht einer Einschränkung auf der Partizipationsebene. Weiterhin berichtete Herr K., dass er seit mehreren Jahren über einen Flat-Vertrag in dem Bereich medizinische Trainingstherapie (MTT) des Reha-Zentrums verfügt, diesen jedoch in den letzten drei Monaten auf Grund der geringen verfügbaren Zeit nicht genutzt hat. Der Vertrag ermöglicht den Kunden das beliebig oft betreute Trainieren auf der Trainingsfläche des Reha-Zentrums. Er äußerte in diesem Zusammenhang, dass ein großes Interesse an einer erneuten Heranführung an die Geräte auf der Trainingsfläche im Rahmen der Therapie besteht. Nach der Anamnese wurde die Funktionsuntersuchung durchgeführt. Hierbei wurden die verschiedenen möglichen Bewegungen in der Brust- und Lendenwirbelsäule getestet, um den thorakolumbalen Übergang (TLÜ) und das benachbarte Gebiet, die Brustwirbelsäule (BWS), in die körperliche Untersuchung miteinzuschließen. Aus den Untersuchungen ergab sich eine Steigerung der Schmerzintensität von dem Ruheschmerz NRS 4/10 auf einen Wert von NRS 7/10 bei der Rotation und Lateralflexion der WS nach rechts und der Flexion der WS. Zur quantitativen Beurteilung der Flexionsfähigkeit in der LWS wurde der Schober-Test durchgeführt. Hierbei wird der Dornfortsatz von dem ersten Sakralwirbel (S1) markiert. Von dem Punkt aus werden 10cm nach kranial abgemessen. Dort wird ein weiterer Punkt markiert. Bei der Flexion soll der Abstand zwischen den Punkten 5cm größer werden. Bei dem Klienten Herrn K. konnte eine Abstandsvergrößerung von 2cm nachgewiesen werden, sodass schlussfolgernd eine Flexionseinschränkung der Wirbelsäule vorliegt. Neben der Untersuchung des Bewegungsausmaßes wurden zwei Verkürzungstests nach Janda für die Ischiocrurale Muskulatur (mm.) und den Musculus (m.) Iliopsoas durchgeführt. Aus der Durchführung beider Tests ergab sich die Stufe zwei für die Ischiocrurale mm. und den m. iliopsoas. Eine Verkürzung der Stufe zwei nach Janda bedeutet eine deutliche Verkürzung. Im Rahmen der Palpationsuntersuchung in Bauchlage wurde ein erhöhter Muskeltonus im Bereich des m. quadratus lumborum und m. piriformis festgestellt. Der erhöhte Muskeltonus in beiden Muskelabschnitten ist rechtsseitig deutlicher als links paravertebral der Wirbelsäule. Auf die Durchführung von neurologischen Tests wurde auf Grund der fehlenden Indikationen in diesem Fall verzichtet. Insgesamt konnte die Physiotherapeutin aus der Anamnese und der Befundaufnahme - für die Behandlung - wertvolle Erkenntnisse ziehen.

4 Clinical Reasoning Formen

Im Rahmen der Behandlung wurden zwei verschiedene Clinical Reasoning Formen unbewusst und bewusst angewendet. Zum Einen das Prozedurale Reasoning des Scientific Reasonings, welches durch die behandelnde Physiotherapeutin unbewusst angewendet wurde und das Konditionale Reasoning, welches vor allem bewusst angewendet wurde, weil besonders diese Clinical Reasoning Form wichtig für den Therapieerfolg des Klienten erschien. In den nächsten Unterkapiteln werden die wesentlichsten Inhalte der beiden Reasoning Formen näher erklärt. In dem letzten Abschnitt von diesem Kapitel werden die Strategien und Methoden bei der Anwendung der Reasoning Formen in Bezug auf den klinischen Fall erläutert und begründet.

4.1 Prozedurales Reasoning

Das Prozedurale Reasoning ist Teil des Scientific Reasonings. Beim Scientific Reasoning spielt die fachliche Erfassung des Gesundheitsproblems des Klienten die größte Rolle. Dies beinhaltet vor allem auch die Identifizierung der Ursache für die jeweiligen Beeinträchtigungen aber auch die Suche nach passenden Interventionen und begleitenden Lösungen zur Verbesserung des Gesundheitsproblems. Zu dem Scientific Reasoning gehören verschiedene andere Reasoning Formen, die sich insgesamt sehr ähneln aber jeweils andere Schwerpunkte verfolgen. Das Prozedurale Reasoning geschieht im direkten Kontakt mit dem Patienten. Laut Klemme et al. (2006) ist neben der Formulierung der physiotherapeutischen Diagnose die Auswahl des geeigneten Lösungsansatzes für den Klienten ebenso wichtig. Dabei suchen vor allem berufserfahrene Therapeuten nach typischen Mustern der Erkrankung bei dem individuellen Klienten, um Probleme zu identifizieren, was laut Bucher-Dollenz und Wiesner (2008) eine „effizientere und umfassendere Vorgehensweise ist". Schwarz bestätigt, dass die Musterkennung oder auch Pattern Recognition die schnellere und insgesamt kürzer ablaufende Strategie im Vergleich zur hypothetisch-deduktiven Vorgehensweise ist. Bei dem Pattern Recognition erkennt der Therapeut statt Einzelsymptomen ganze Muster, wofür allerdings ein großes Maß an Berufserfahrung vorhanden sein muss, um die Muster korrekt zu identifizieren. Neben der Mustererkennung ist das prozedurale Reasoning laut Bucher-Dollenz et al. (2008) stark von einem hypothesengesteuerten Denkprozess geprägt. Dieser kann alternativ zur Mustererkennung auch durch durch die hypothetisch-deduktive Strategie gesteuert werden. Hierfür werden zunächst die Daten aus der Anamnese und der Befundaufnahme gesammelt, wobei hier vor allem die wichtigsten Informationen erkannt und rausgefiltert werden müssen. Anhand dieser sogenannten „Cues" wird eine Hypothese gebildet, was ein induktives Vorgehen beschreibt. Deduktiv ist diese Strategie laut Klemme et al. (2006), weil die gebildete Hypothese als Ausgangsposition für die weitere Diagnostik dient. Die Hypothese wird immer wieder geprüft und entweder bestätigt oder verworfen. Die hypothetisch-deduktive Strategie ist eine - in kleinen Schritten ablaufende, Vorgehensweise - die gerade im Vergleich zur Mustererkennung deutlich geeigneter für Berufsanfänger in Therapieberufen ist. Das Prozedurale Reasoning konzentriert sich zusammenfassend sehr stark auf die Bildung und die ständige Überprüfung einer Hypothese.

4.2 Konditionales Reasoning

Beim Konditionalen Reasoning steht vor allem die Beurteilung der gesamten geplanten Intervention in Hinblick auf die Zukunft im Vordergrund. Der Therapeut muss den Klienten zunächst eingehend beurteilen. Dabei stützt er sich bestenfalls auf das ICF-Modell mit seinen wichtigen Ebenen, wie die Körperfunktions- und strukturebene, die Aktivitätsebene, die Partizipationsebene und die personenbezogenen sowie umweltorientierten Kontextfaktoren. Die einzelnen Kontextfaktoren sind dabei entweder als Barriere- oder als Förderfaktoren zu werten. Laut der Lehrveranstaltung in dem Kurs Clinical Reasoning an der HS Fresenius ist bei dem Prozess des Konditionalen Reasonings die Bedeutung der Krankheit für den Klienten zusätzlich zu beurteilen. Hierbei soll die familiäre und soziale Teilhabe eingeschätzt werden und die allgemeinen Lebensbedingungen des Klienten bedacht werden. Die erhobenen Daten dienen unter anderem auch als Erleichterung für das bewusste Wahrnehmen der Interessen, Ängste, Wünsche und Vorerfahrungen des Klienten. Auf den quantitativen Ergebnissen aber besonders auf den Ergebnissen der Anamnese beruhen die weiteren Schritte des Konditionalen Reasonings. Nachdem der Therapeut den Gesamtzustand seines Klienten eingeschätzt hat, definiert er Konditionen, die für den Therapieerfolg essentiell sind. Sind diese Konditionen passend und ermöglichen diese bestenfalls eine nachhaltige

Verbesserung des Gesundheitszustands und die Erreichung des Ziels des Klienten, so vermittelt der Therapeut seinem Klienten diese festgelegten Konditionen. Diese Situation lässt sich als eine Art Behandlungsvertrag beschreiben. Dem Klienten muss bewusst gemacht werden, wie wichtig die Kooperation während und begleitend zur Behandlung ist. Dabei vergrößert sich die intrinsiche Motivation des Klienten, wenn logisch und nachvollziehbar aufgezeigt wird, inwiefern sich etwas verändern muss, damit eine Verbesserung des Gesundheitszustands eintritt. Die Zukunftsszenarien werden ebenfalls visualisiert. Beispiele hierfür wären die Schmerzreduktion, die gesteigerte Motivation für Bewegung oder ähnliches. Die Erschließung von Förder- und Barrierefaktoren, die den Therapieverlauf beeinflussen, sollte bei dem Prozess des Konditionalen Reasonings ebenfalls bedacht werden.

4.3 Strategien und Methoden bei der Anwendung

Zunächst ist zu erwähnen, dass der Behandlungsprozess über den Zeitraum der Befundaufnahme, vier Behandlungseinheiten und dem ersten Rebefund des vorgestellten klinischen Falls betrachtet und beschrieben wird. Die Physiotherapeutin arbeitet auf Grund der geringen Berufserfahrung nach der zunächst sicheren und kleinschrittigen Reasoning Strategie, der hypothetisch-deduktiven Vorgehensweise. Betrachtet man zunächst den Prozess des Prozeduralen Reasoning, so lässt sich dieser als einen, von der Physiotherapeutin, unbewusst durchgeführten Prozess bezeichnen. Wird die Auswahl des Prozeduralen Reasonings aber genauer hinterfragt, so ist der Grund und die Sinnhaftigkeit dieser Reasoning Form folgender: eine strukturelle, ausführliche Anamnese und Befundaufnahme an erster Stelle erlauben eine genauere Problemidentifikation mit Hypothese, eine Zielformulierung und einen adäquaten Lösungsansatz. Das Prozedurale Reasoning findet während dem Kontakt mit dem Klienten statt und beginnt bei dem vorgestellten klinischen Fall mit der Befundaufnahme sowie der Anamnese. Diese wurde wie in Kapitel 3 erläutert, durchgeführt und ergab die dort beschriebenen Ergebnisse. Das Gesundheitsproblem wurde wie folgt wahrgenommen und mit der folgenden Arbeitshypothese beschrieben: „Als Hauptproblem steht die fehlende Mobilität im Bereich der LWS im Vordergrund. Hierbei ist die Mobilität vor allem in die Flexion der WS eingeschränkt. Es liegt eine Muskeldysbalance durch die teils unzureichend ausgebildete Muskulatur im Rumpf und die verkürzte Muskulatur der unteren Extremität vor. Der Klient bewegt sich neben der täglichen Arbeit insgesamt zu wenig." Der letzte Satz der Hypothese wird mit den Empfehlungen zum zeitlichen Umfang von Bewegung im Alltag der WHO begründet. Laut WHO (2018) sind 150 Minuten moderates Ausdauertraining oder 75 Minuten intensiveres Ausdauertraining zusammen mit moderatem Muskelaufbautraining pro

Woche ein adäquater zeitlicher Aufwand für Bewegung bezogen auf Erwachsene zwischen 18-64 Jahren. Anhand der oben genannten Hypothese und in Absprache mit dem Klienten wurde folgendes Nahziel für die Therapie formuliert: Der Ruheschmerz soll von NRS 4/10 auf NRS 1-2/10 und der Belastungsschmerz von NRS 7/10 auf NRS 4/10 innerhalb von vier Therapieeinheiten verringert werden. Als Fernziel wurde die Verbesserung der Mobilität der LWS, gemessen an dem Schober-Test, und die Verringerung des Verkürzungsgrades der Ischiocruralen mm. und des m. iliopsoas von Grad 2 auf 1 formuliert. Betrachtet man diesen stattgefundenen Reasoning Prozess innerhalb des genannten Zeitraums, so lässt sich feststellen, dass sich die gebildete Hypothese über die Behandlungseinheiten hinweg bestätigt hat. Das Nahziel, die Reduktion des Ruheschmerzes von NRS 4/10 auf NRS 1-2/10 konnte nach vier Therapieeinheiten erreicht werden. Dagegen konnte die Reduktion des Belastungsschmerzes innerhalb des gewünschten Zeitraumes nicht erreicht werden. Neben dem Prozeduralen Reasoning wurde das Konditonale Reasoning durchgeführt. Der Prozess des Konditionalen Reasoning lässt sich im Vergleich zu dem Prozeduralen Reasoning als, von der Therapeutin bewusst gewählten, Prozess beschreiben. Zunächst wurde auch hier der Gesamtzustand des Klienten erfasst. Anamnese und Befundaufnahme wurden wie beschrieben durchgeführt. Daraus ergab sich die Vorstellung des allgemeinen Lebensstils des Klienten. Zusammenfassend ist der Klient ein passiver Mensch, der jedoch sehr engagiert und viel in seinem Beruf arbeitet. Die Hobbies des Patienten, lesen und Konzerte oder Theaterstücke zu besuchen, lassen sich ebenfalls als passiv beschreiben. Insgesamt wirkt der Klient introvertiert. Schon während des ersten Kontaktes konnte die Physiotherapeutin die Interessen und Wünsche des Klienten wahrnehmen und rausfiltern: der Klient vefügt über einen MTT-Vertrag mit dem Reha-Zentrum, hat diesen aber schon seit einem längeren Zeitraum nicht genutzt. Nach Äußerung des Klienten besteht aber ein Interesse und der Wunsch nach einer Heranführung an das Gerätetraining im Rahmen der Therapie. Das Interesse an einer angepassten Bewegung und die Veränderung des Lebensstils ist insgesamt also vorhanden. Nach dem Erfassen dieser Informationen wurden die Konditonen durch die Physiotherapeutin vorgestellt. Im Vordergrund steht die Veränderung des Lebensstils in Bezug auf die Bewegung. Der Klient soll insgesamt für mehr Bewegung im Alltag sorgen. Um nachvollziehen zu können, was Bewegung oder körperliche Aktivität bedeutet, lässt sich eine Definition von Pfeifer und Rütten (2016) mit Unterstützung des Bundesgesundheitsministeriums zu Rate ziehen: „Bewegung umfasst demnach alle gesundheitförderlichen, körperlichen Aktivitäten. Dies schließt sportliche Aktivitäten, sofern sie der Gesundheit nutzen und gesundheitliche Gefährdungen vermeiden, ebenso ein wie Alltagsaktivitäten, z.B. Fahrrad fahren und Zufußgehen als bewegungsaktiver

Transport." Im Anschluss an die Formulierung der Konditionen werden diese visualisiert. Betont wurde dem Klienten gegenüber die Wichtigkeit der Mitarbeit während und neben der Therapie, damit ein Therapieerfolg erreicht werden kann. Der Klient soll, nachdem Übungen gezeigt wurden, vor oder nach der Physiotherapie auf der MTT-Trainingsfläche für 30 Minuten trainieren. Der Klient soll, soweit die äußeren Umwelteinflüsse dies zulassen, zu Fuß zur Arbeit gehen oder nach der Arbeit einen 30-minütigen Spaziergang unternehmen. Zudem soll er während der Arbeitszeiten möglichst oft aufstehen. Um die intrinsische Motivation des Klienten zu steigern, wurden die möglichen Zukunftsszenarien aufgezeigt. Hierbei sind vor allem die Schmerzreduktion, die anhaltende Motivation für Bewegung und die Entwicklung einer positiven Routine bezogen auf die Bewegung zu nennen. Förderfaktor im Prozess des Konditionalen Reasonings ist die hohe Eigenmotivation des Klienten während ein Barrierefaktor der Stress auf der Arbeit ist. Betrachtet man die ersten vier Behandlungseinheiten, so kann auch bei dem Prozess des Konditionalen Reasonings ein Erfolg festgestellt werden. Der Klient bemühte sich von Beginn an deutlich, mehr Zeit für Bewegung im Alltag einzuplanen und setzte die geforderten Konditionen motiviert um. Die therapeutischen Übungen, die im Rahmen der Therapie stattfanden, wurden mit der Zeit deutlich routinierter, flüssiger und korrekt durchgeführt. Um dennoch Schwächen und Stärken der beiden stattgefundenen Prozesse aufzuzeigen, wird im anschließenden Kapitel die Auswahl der gewählten Clinical Reasoning Formen diskutiert und das Vorgehen reflektiert.

5 Diskussion und Reflexion

Auf die Frage, ob die ausgewählten Clinical Reasoning Prozesse in Bezug auf den individuellen klinischen Fall Sinn ergeben, lässt sich dies auf Grund von mehreren Faktoren bestätigen. Insgesamt lief die Behandlung von der Befundaufnahme, über die vier Behandlungseinheiten und dem ersten Rebefund reibungslos ab. Die Kommunikation zwischen Klient und Physiotherapeutin lässt sich durch die beiden gewählten Reasoning Formen als stets zielführend und strukturiert beschreiben. Erfreulich ist vor allem der eingetretene Therapieerfolg bezogen auf das formulierte Nahziel und die Einhaltung der genannten Konditionen im Rahmen des Konditionalen Reasonings. Dennoch ist die genaue Reflexion des Clinical Reasoning Prozesses für die individuelle Entwicklung des Therapeuten bezüglich des Wissenstands, der Kognition und der Metakognition aber auch der allgemeinen Kompetenzen wichtig. Bei der genauen Betrachtung der physiotherapeutischen Herangehensweise und Fragestellung sollte folgender Punkt erwähnt werden: der, vor allem bei Klienten mit Gesundheitsproblemen im Bereich der WS, wichtige Punkt der Ergonomie am

Arbeitsplatz wurde in dem stattgefundenen Behandlungsprozess nicht beachtet. Hierzu wurden keine Fragen formuliert und es fand keine Therapie auf dieser wichtigen Ebene statt. Als weiteren Punkt lässt sich die Nicht-Beachtung der sozialen Ebene kritisieren. Über diese Ebene kann durchaus eine sinnvolle Herangehensweise entwickelt werden, vor allem da diese Ebene als möglicher Förderfaktor gewertet werden kann. Betrachtet man das behandelte Fallbeispiel jedoch bezogen auf den gesamten Clinical Reasoning Prozess, so lässt sich der Prozess als zusammenfassend erfolgreich beschreiben.

6 Fazit & Ausblick

Durch die vorliegende Arbeit konnte zumindest teilweise die Relevanz und Sinnhaftigkeit der Anwendung von Clinical Reasoning Formen herausgestellt werden. Bei Berufsanfängern in der Physiotherapie empfiehlt sich hierfür die hypothetisch-deduktive Herangehensweise. Im Rahmen der Behandlung eines Klienten mit Gesundheitsproblemen im Bereich der WS empfehlen sich zudem die Clinical Reasoning Formen Prozedurales Reasoning und das Konditionale Reasoning. Um die Entwicklung von der Anwendung des Clinical Reasonings flächendeckend in Deutschland zu gewährleisten, sollte diese Thematik jedoch in die Ausbildungs- und Prüfungsverordnung für Physiotherapeuten eingegliedert werden. Der persönlichen Erfahrung nach zu urteilen, arbeitet bisher erst ein geringer Anteil der staatlich anerkannten Physiotherapeuten mit den Clinical Reasoning Formen. Der Mehrnutzen, vor allem durch die ständige Reflexion und der daraus resultierenden individuellen Weiterentwicklung ist bei den Clinical Reasoning Prozesses definitiv gegeben.

Literaturverzeichnis

Bauer, P., Meyer, M., Schomacher, J. (2005). *Clinical Reasoning als Beitrag zur Professionalisierung der PT.* Zufgriff am 23.07.2018 von http://www.mt-omt.de/site/wp-content/uploads/JS-Clin-Reasoning-Projekt-2005.pdf

Bucher-Dollenz, G., Wiesner, R. (2008). *Therapiekonzepte in der Physiotherapie – Maitland.* Zugriff am 28.07.2018 von https://books.google.de/books?id=OltnCHebBCQC&pg=PA25&lpg=PA25&dq=prozedur ales+reasoning+mattingly&source=bl&ots=BbYZBrLpW2&sig=Ic09nzGzuShBSRJ-A_P8FxBbKFI&hl=de&sa=X&ved=2ahUKEwjl5r3_lMDcAhUxMuwKHR01DOoQ6AEwAHo ECAAQAQ#v=onepage&q=prozedurales%20reasoning%20mattingly&f=false

Bundesministerium der Justiz und für Verbraucherschutz, juris GmbH (2016). *Ausbildungs- und Prüfungsverordnung für Physiotherapeuten (PhysTh-APrV).* Zugriff am 22.07.2018 von https://www.gesetze-im-internet.de/physth-aprv/PhysTh-APrV.pdf

Dölken, M., Hüter-Becker, A. (2005). *Befunden in der Physiotherapie.* Zugriff am 24.07.2018 von https://books.google.de/books?hl=de&lr=&id=b_6LNGJZrbIC&oi=fnd&pg=PA3&dq=ko gnition+clinical+reasoning&ots=NwBEPRO-rS&sig=rZZMXPETisemm2IENbqWnAkNpTU#v=onepage&q=kognition%20clinical%20r easoning&f=false

Dudenredaktion (2017). *Kognition.* Zugriff am 24.07.2018 von https://www.duden.de/rechtschreibung/Kognition

Klemme, B., Köster, J., Kruse, A., Kunze, K., Siegmann, G. (2014). *Clinical Reasoning – Therapeutische Denkprozesse lernen.* Zugriff am 23.07.2018 von https://books.google.de/books?hl=de&lr=&id=l_5TBQAAQBAJ&oi=fnd&pg=PA3&dq=cl inical+reasoning+physiotherapie&ots=MEUACi_mjC&sig=3ycP6QVY3qPAwQOUCzevvT LOzIY#v=onepage&q&f=false

Pfeifer, K., Rütten, A. (2016). *Nationale Empfehlung für Bewegung und Bewegungsförderung.* Zugriff am 29.07.2018 von https://www.bundesgesundheitsministerium.de/fileadmin/Dateien/3_Downloads/B/Be wegung/Nationale-Empfehlungen-fuer-Bewegung-und-Bewegungsfoerderung-2016.pdf

Schuntermann, M. (2001). *Internationale Klassifikation der Funktionsfähigkeit, Behinderung und Gesundheit (ICF) der Weltgesundheitsorganisation (WHO) – Kurzdarstellung.* Zugriff am 26.07.2018 von https://www.thieme-connect.com/products/ejournals/abstract/10.1055/s-2001-19074

Schwarz, A. (2018): *Vorlesung Clinical Reasoning Sommersemester 2018.* Unveröffentlichtes Vorlesungsskript, HS Fresenius Hamburg

World Health Organization (2018). *Physical activity.* Zugriff am 29.07.2018 von http://www.who.int/news-room/facts-in-pictures/detail/physical-activity